www.ingramcontent.com/pod-product-compliance
Lightning Source LLC
Chambersburg PA
CBHW072152170526
45158CB00004BA/1618
* 9 7 8 1 0 7 7 4 3 2 0 3 1 *